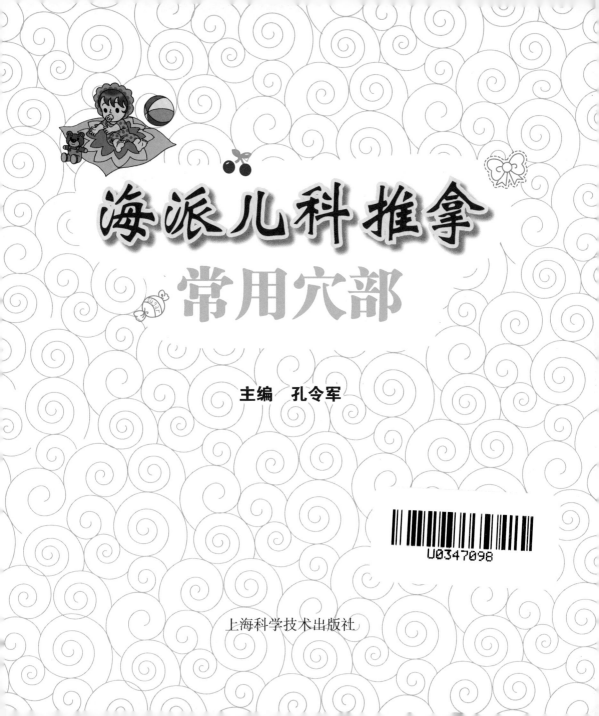

海派儿科推拿
常用穴部

主编　孔令军

上海科学技术出版社

图书在版编目（CIP）数据

海派儿科推拿：常用穴部/孔令军主编．—上海：上海科学
技术出版社，2019.1
ISBN 978-7-5478-3609-5

Ⅰ.①海… Ⅱ.①孔… Ⅲ.①小儿疾病－按摩疗法（中医）
②婴幼儿－保健操 Ⅳ.① R244.154 ② R174

中国版本图书馆 CIP 数据核字（2017）第 152422 号

本书得到上海市进一步加快中医药事业发展三年行动计划（2014 年－2016 年）"中医药文化平
台建设项目——岳阳医院中医药文化宣传教育基地"项目（编码 ZY3-WHJS-1-1014）和上
海市科学技术委员会"听岳阳人讲中医药文化"项目（编码 16DZ2346200）的资助。

海派儿科推拿：常用穴部
主编　孔令军

上海世纪出版（集团）有限公司
上 海 科 学 技 术 出 版 社　出版、发行
（上海钦州南路 71 号　邮政编码 200235　www.sstp.cn）
浙江新华印刷技术有限公司印刷
开本 787×1092　1/24　印张 $5\frac{1}{3}$
字数 80 千字
2019 年 1 月第 1 版　2019 年 1 月第 1 次印刷
ISBN 978-7-5478-3609-5/R·1387
定价：25.00 元

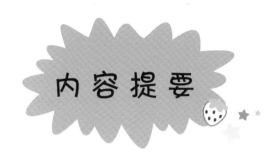

内容提要

　　穴部是海派儿科推拿的基础，本书将从海派儿科推拿"特定穴部"和"常用经穴"两个方面，系统介绍海派儿科推拿常用穴部。具体到每个穴部，则从其定位、功效、应用经验 3 个方面，以图文并茂、通俗易懂的形式展现，使广大读者"一看就懂、一取就准"，达到准确运用海派儿科推拿常用穴部的目的。

丛书编委会

总 主 编： 金义成　孙武权

副总主编： 冯燕华　陈志伟

编　　委： 王　成　孔令军　张　昊　高怡琳　蒋诗超　程　波
（以姓氏笔画为序）

本书编委会

主　　编： 孔令军

副 主 编： 衡庆鑫　李云龙

编　　委： 储宇舟　蔡君豪　陆姬琼

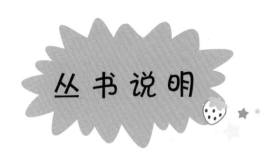

丛书说明

　　2015年，诺贝尔生理学或医学奖授予中国科学家屠呦呦研究员，以表彰她对青蒿素的发现所做出的贡献。屠研究员在瑞典领奖时演讲的主题是"青蒿素：中医药给世界的一份礼物"，这份演讲报告便是一种"文化自信"的表现，是我们向世界传递声音、输出中国上下五千年的知识与文化的标志，是中国的骄傲。通过许多研究团队的努力，我们相信传统中医药能够献给世界的礼物绝不仅中药这一种，还有许多中医疗法都值得深入研究和挖掘，这其中就包括中医儿科推拿。

　　儿科推拿是在中医推拿学和儿科学的基础上发展和形成的，而海派儿科推拿则是发生、发展在上海这一特定地域的中医儿科推拿流派。海派儿科推拿以小儿推拿和一指禅推拿为实质内涵，因具有海派文化和海派中医的特色而冠以"海派"之名；而上海地域具有海纳百川、融汇百家、兼收并蓄、扬长补短的人文精神和学术风格，广泛吸取全国各学术流派的临床经验和学术思想，不计较门户之见，使得"海派"有了更多外延与内涵。

海派儿科推拿具有易学、易掌握的特点，只要用心学习、勤加练习，就可以熟练掌握。此外，还有方便易行的特点，不受场地、时间的严格限制，是一种可操作性很强的绿色疗法。编写这套丛书，正是想将"海派儿科推拿"这个十分有特色又十分实用的保健防病技能及其所蕴含的丰厚文化底蕴传播给大众。爸爸妈妈甚至爷爷奶奶、外公外婆，能够在生活中随时为家中小宝贝保健护理，为宝贝的健康保驾护航，是一件多么让人振奋的事情！

希望各位读者能够通过本套丛书，对"海派儿科推拿"有一个相对全面的认识，能够爱上海派儿科推拿并成为海派儿科推拿的学习者和宣传者，让更多人从中获益。也希望能吸引更多有识之士，尤其是年轻人加入到海派儿科推拿这支队伍中来，为儿童卫生保健和医疗事业做出贡献。

金义成　孙武权

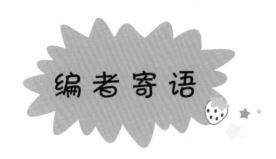

编 者 寄 语

　　小儿推拿是中医推拿学科的重要组成部分，因其显著的疗效，被认为是"神奇外治法"。至今，小儿推拿仍被广泛应用于感冒、咳嗽、腹泻、便秘、厌食、斜颈等诸多小儿常见疾病的治疗中，并且受到众多小儿家长的推崇与热爱。

　　编者有近15年的推拿疗法使用经验。从北至南学习、拜访过诸多推拿流派名家，收获颇丰，也感触颇多。而真正对小儿推拿理解的升华，还是从师从海派儿科推拿领军人物——金义成教授开始。编者认为小儿推拿"既简单又复杂"，简单在于小儿推拿操作方法简单实用；复杂在于小儿推拿手法对操作形式、频率、力量等均有明确的要求，而且在实际应用中，疾病的辨证分型、穴位配用等直接影响治疗效果。

本套丛书主要面对广大的小儿家长，目的在于指导家长运用简单的小儿推拿方法进行家庭保健及常见疾病的简单处理。因此，本书作为小儿推拿的工具书，将从海派儿科推拿"特定穴部"和"常用经穴"两个方面系统介绍海派儿科推拿常用穴部。具体到每个穴部，将从其定位、功效、应用经验 3 个方面，以图文并茂、通俗易懂的写作形式向广大读者展现。同时，编者提醒广大读者，中国地域广阔，小儿推拿流派众多，各流派均有各自的传承特色。因此，读者不用过多纠结于个别穴部在操作上的差异。

　　最后，感谢在本书编写过程中给予编者帮助的各位专家前辈，感谢海派儿科推拿团队给予编者的大力支持！限于初版编写时间仓促，文字上难免有不足之处，敬希读者指正！

孔令军

（声明：本书儿童模特的肖像已获其监护人授权同意使用）

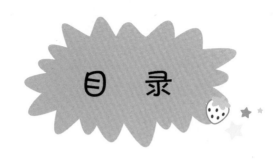

目　录

壹

海派儿科推拿
穴部简介

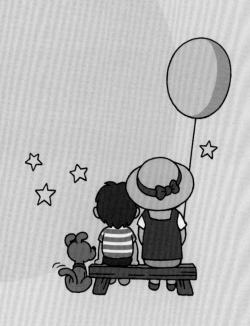

海派儿科推拿穴部

推拿和针刺都是刺激人体的经络穴位。但两者相比而言，针刺的穴位是一个点，而推拿刺激的是以穴位为中心的部位，穴位概念更能反映推拿手法操作的特点。同时，小儿推拿常用穴位除以"点"状分布外，还有以"线（带）""面"状分布，如线（带）状的三关、六腑，面状的脾经、腹等。因此，小儿推拿常用的部位以"穴部"相称则更为恰当。

同时，海派儿科推拿对具体穴部的认识也有自己的特色，如海派儿科推拿认为脾经位于拇指末节螺纹面；"运水入土"、"运土入水"是两种操作方法而不是穴位；十王在指甲根两侧而不是十宣等。此外，海派儿科推拿根据实践经验新引用了一些穴部，如从内功推拿"推桥弓"中引用过来的"桥弓"。

小儿推拿的特定穴部多数分布在双上肢肘关节以下，以双手居多，因此有"小儿百脉汇于两掌"之说；其次分布于头面；再次为胸腹、腰背、下肢。

海派儿科推拿常用取穴方法

　　骨度分寸定位法：主要是以骨节为标志测量周身各部的大小、长短，并依其尺寸按比例折算为定穴的标准。常运用于上肢、胸腹、头部、下肢等部位。

　　体表标志定位法：根据分布于身体体表自然的骨性和肌性标志来定位，如乳头、脐、髂前上棘等。

　　"手指同身寸"法：拇指横寸，即以患儿拇指指间关节的宽度为1寸（图1-1）；中指横寸，即以中指中节屈曲时内侧两端纹头之间的宽度为1寸；四指横寸，即食（示）指、中指、无名指（环）和小指并拢时，以中指第一指间关节横纹水平宽度为3寸（图1-2）。

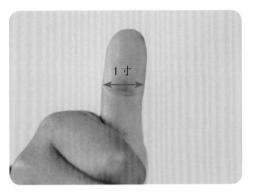

图1-1 拇指同身寸1寸

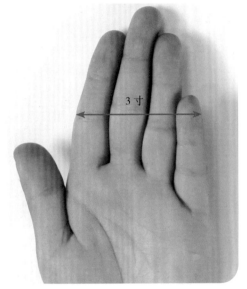

图1-2 四指同身寸3寸

贰

海派儿科推拿
特定穴部

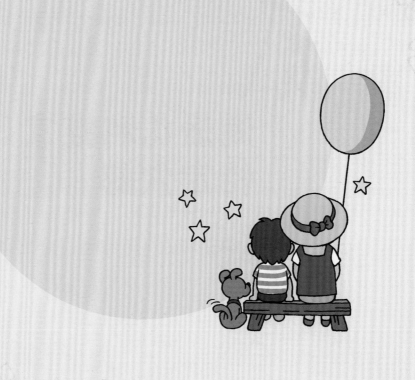

❁❁❁ 头面、颈项特定穴部

1. 攒竹（又名天门）

准定位： 两眉中间至前发际成一直线。

简便取： 印堂至前发际正中。

知功效： 发汗解表、镇静安神、开窍醒神。

明功用： 外感发热、头痛、烦躁不安等。

谈经验： 治疗外感发热，与推坎宫、揉太阳合用；治疗烦躁不安，与清肝经、揉小天心等合用；治鼻塞不通，与揉迎香、揉风池等合用。用双手拇指自下而上交替直推，称为开天门（推攒竹）；用双手拇指自下而上交替直推至囟门，称为大开天门（图2-1）。

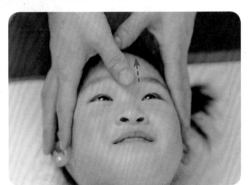

图 2-1　开天门

2. 坎宫

准定位： 自眉头起沿眉向眉梢成一横线。

简便取： 取眉毛上。

知功效： 疏风解表、醒脑明目、止头痛。

明功用： 外感发热、头痛；目赤痛、近视、斜视等。

谈经验： 治疗外感发热，与开天门、揉太阳合用；治疗目赤痛，与清肝经、揉小天心、揉肾纹等合用；预防、治疗近视，与睛明、攒竹、四白等合用。用双手拇指自眉头向眉梢分推，称推坎宫（分阴阳）（图2-2）。

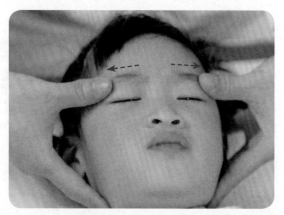

图 2-2　推坎宫

3. 山根

准定位： 两目内眦中间，鼻梁上低洼处（图 2-3）。

简便取： 两眼之间。

知功效： 醒神开窍、健脾。

明功用： 惊风、抽搐、昏迷等。

谈经验： 治疗惊风、抽搐，与掐人中、掐老龙合用；治疗厌食、消化不良，与揉板门等合用。本穴还常用于诊断，山根处隐青或青筋暴露多见于脾胃虚弱或惊风。用拇指指甲掐，称为掐山根，或用拇指端揉，称为揉山根。

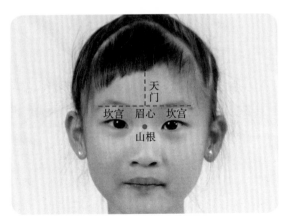

图 2-3　山根、坎宫、天门、眉心

4. 牙关

准定位：耳下 1 寸，下颌骨陷中（图 2-4）。

简便取：咬牙时，咬肌隆起最高处。

知功效：通经活络，开关窍。

明功用：牙关紧闭、牙痛、面瘫、流涎等。

谈经验：治疗口眼歪斜，与揉地仓、揉四白、揉阳白等合用；治疗流涎，与揉地仓、揉承浆、补脾经等合用。用拇指按或中指揉，称为按牙关或揉牙关。

5. 耳风门

准定位：耳屏上切迹前方与下颌突稍上方凹陷处（图 2-4）。

简便取：张口凹陷处取之。

知功效：聪耳开窍。

明功用：耳鸣、耳聋。

谈经验：治疗耳鸣，与揉听宫、揉听会等合用；亦可用于诊断，色黑主寒证，色青主风证。用拇指按或揉，称为按揉耳风门。

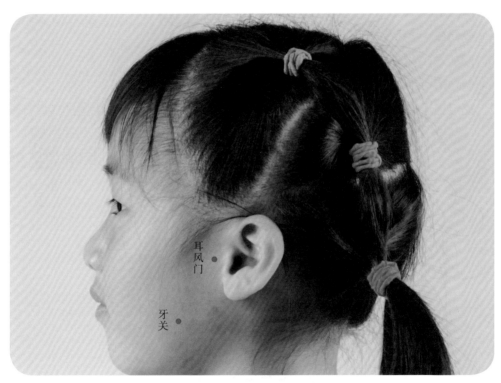

图 2-4　耳风门、牙关

6. 囟门

准定位：发际正中直上，百会前骨陷中。

简便取：婴儿头顶未闭合处。

知功效：镇静安神、通鼻窍。

明功用：惊风、抽搐、夜啼、鼻塞、头痛。

谈经验：治疗惊风、夜啼，与清肝经、清心经、揉小天心等合用；治疗头痛，与揉太阳、揉耳后高骨等合用。指摩本穴，称摩囟门（图2-5）；用拇指轻揉本穴，称揉囟门；双手扶住小儿头部，用双手拇指自前发际向囟门交替推，称推囟门。

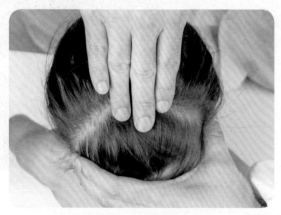

图 2-5　摩囟门

7. 天柱骨

准定位：颈后发际正中至大椎穴成一直线。

简便取：颈椎正中直下。

知功效：降逆止呕、祛风散寒。

明功用：呕吐、恶心；外感发热、颈项强痛等。

谈经验：治疗恶心、呕吐，与横纹推向板门、揉中脘等合用；治疗外感发热、颈项强痛，与开天门、推坎宫、揉太阳、拿风池等合用。用拇指或食（示）、中指自上而下直推，称推天柱骨（图2-6）。也可用汤匙边蘸油自上而下刮，对小儿用刮法时可垫一层绢绸，以防损伤皮肤。

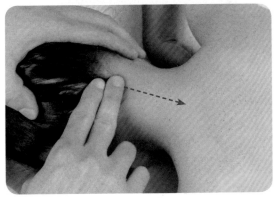

图 2-6　推天柱骨

8. 耳后高骨

准定位： 耳后入发际，乳突突起处（图 2-7）。

简便取： 耳后高骨处。

知功效： 疏风解表、安神除烦。

明功用： 外感头痛；惊风、烦躁等。

谈经验： 治疗外感头痛，与开天门、推坎宫、揉太阳等合用。用拇指螺纹面运推，称推耳后高骨，或用双手拇指揉耳后高骨下凹陷，称揉耳后高骨。

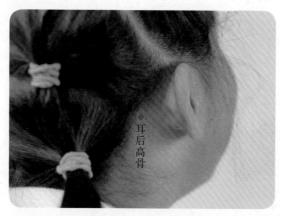

图 2-7　耳后高骨

9. 桥弓

准定位： 在颈部两侧，沿胸锁乳突肌成一直线。

简便取： 转头，当胸锁乳突肌处。

知功效： 活血化瘀、消肿。

明功用： 小儿肌性斜颈、落枕。

谈经验： 抹桥弓、拿桥弓、揉桥弓均常用于治疗斜颈、落枕。用拇指指腹自上而下推抹，称为抹桥弓；用拇、食（示）、中三指拿捏，称为拿桥弓（图2-8）；用食（示）、中、无名（环）三指揉，称为揉桥弓。其中抹桥弓能行气活血；拿桥弓能软坚散结；揉桥弓可舒筋通络。

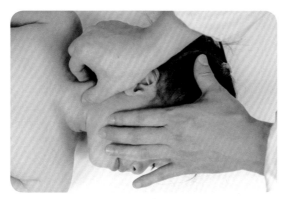

图 2-8　拿桥弓

✿✿✿ 上肢特定穴部

10. 脾经

准定位：拇指末节螺纹面。

简便取：拇指末节指腹。

知功效：健脾胃、补气血；清热利湿、化痰止咳。

明功用：消化不良、泄泻、呕吐、疳积、痰饮等。

谈经验：旋推为补，称为补脾经（图2-9）；由指尖向指根方向直推为清，称为清脾经（图2-10），两者统称推脾经。小儿脾胃薄弱，不宜过度攻伐，因此脾经穴部以补为主。

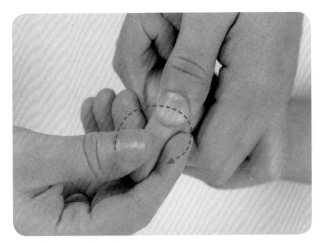

图 2-9 补脾经

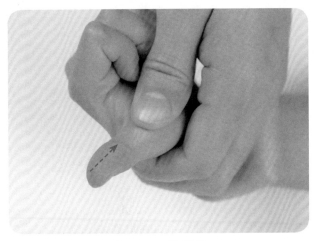

图 2-10 清脾经

11. 肝经

准定位：食（示）指末节螺纹面。

简便取：食（示）指末节指腹。

知功效：平肝泻火、镇惊熄风、解郁除烦。

明功用：烦躁不安、惊风、抽搐等。

谈经验：旋推为补，称补肝经；自食（示）指指尖向指根方向直推为清，称清肝经（图 2–11）。肝经宜清不宜补；若肝虚应补时则需补后加清，或以补肾经代之，称滋肾养肝法。

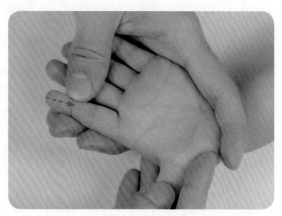

图 2–11 清肝经

12. 心经

准定位：中指末节螺纹面。

简便取：中指末节指腹。

知功效：清心泻火（清心经）；养心安神（补心经）。

明功用：五心烦热、口舌生疮、小便短赤、夜啼、惊厥等。

谈经验：旋推为补，称补心经；自指尖方向向指根方向直推为清，称清心经（图 2-12）。心经宜清不宜补；若气血不足导致心烦不安、睡卧露睛等，则需补后加清，或以补脾经代之。治疗心火旺盛导致的面赤、口疮、小便短赤等，与清天河水、清小肠等合用。掐心经亦可用于急救。

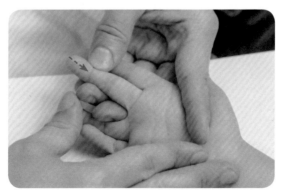

图 2-12　清心经

13. 肺经

准定位： 无名（环）指末节螺纹面。

简便取： 无名（环）指指腹。

知功效： 宣肺清热、疏风解表、止咳化痰（清肺经）；补益肺气（补肺经）。

明功用： 外感、咳嗽、气喘、痰鸣、胸闷等。

谈经验： 旋推为补，称补肺经（图 2-13）；自无名（环）指指尖向指根方向直推为清，称清肺经（图 2-14）。补肺经可用于肺气虚损导致的咳嗽、气喘、出虚汗等症状；清肺经可用于外感发热、咳嗽、气喘、痰鸣等症状。外感初期表实证以清肺经为主；外感、肺炎后期，以补肺经为主。

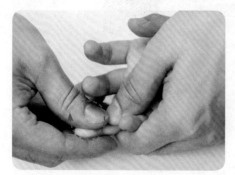

图 2-13 补肺经

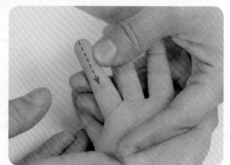

图 2-14 清肺经

14. 肾经

准定位：小指末节螺纹面。

简便取：小指末节指腹。

知功效：清热利湿（清肾经）；补肾益脑、温养下元（补肾经）。

明功用：遗尿、尿短、尿频、生长发育迟缓等。

谈经验：旋推为补，称补肾经（图2-15）；自小指指尖向指根方向直推为清，称清肾经。补肾经可用于先天不足、久病体虚、肾虚导致的久泻、遗尿、虚汗等症状，亦可滋阴柔肝，助生长发育；清肾经可用于膀胱湿热、小便赤涩等症。肾经多用补法，需清时多以清小肠代之。

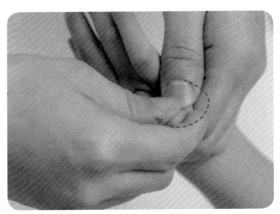

图 2-15　补肾经

15. 肾顶

准定位：小指顶端。

简便取：小指指尖处。

知功效：收敛元气、固表止汗。

明功用：自汗、盗汗等。

谈经验：用中指或拇指端按揉，称为揉肾顶（图 2-16）。揉肾顶对自汗、盗汗等肾元不足症状均有一定疗效。

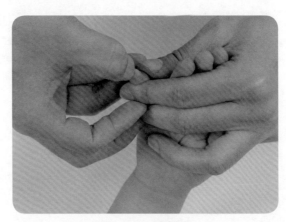

图 2-16 揉肾顶

16.　肾纹

准定位：手掌面，小指第二指间关节横纹处（图 2–26）。

简便取：小指第二节纹。

知功效：祛风明目，散瘀结。

明功用：目赤肿痛、四肢厥冷、鹅口疮等。

谈经验：用中指或拇指指端按揉，称为揉肾纹。治疗目赤肿痛，与清肝经、揭小天心、推坎宫等合用；治疗四肢厥冷，与推脊、揉上马等合用。揉肾纹也可用于热毒内陷、瘀结不散导致的高热、呼吸气凉、手足逆冷等症。

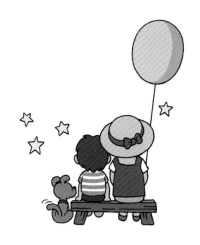

17. 四横纹

准定位：掌面食（示）指、中指、无名（环）指、小指第一指间关节横纹处。

简便取：食（示）指、中指、无名（环）指、小指第一节纹。

知功效：退热除烦、散瘀结（掐四横纹）；调中行气、除胀满（推四横纹）。

明功用：疳积、腹胀、胸闷等。

谈经验：用拇指甲掐揉，称掐四横纹；将患儿四指并拢从其食（示）指横纹处推向小指横纹处，称推四横纹（图2-17）；用中指指端揉，称为揉四横纹。掐四横纹能退热除烦、散瘀结；推四横纹能调中行气、消胀满。治疗疳积、腹胀等症状，与揉中脘、揉板门、补脾经等合用。

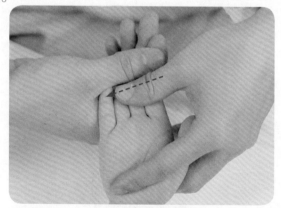

图 2-17　推四横纹

18. 小横纹

准定位： 掌面食（示）指、中指、无名（环）指、小指掌指关节横纹处。

简便取： 食（示）指、中指、无名（环）指、小指指节根纹处。

知功效： 退热、散结（掐小横纹）；行气、消胀（推小横纹）。

明功用： 腹胀、烦躁、疳积、消化不良、口唇破裂、口疮、咳嗽。

谈经验： 用拇指甲掐揉，称掐小横纹；将患儿四指并拢从食（示）指横纹处推向小指横纹处，称推小横纹（图 2-18）。掐小横纹可用于脾胃热结、口唇破烂等症。推小横纹对治疗肺部干啰音有一定疗效。

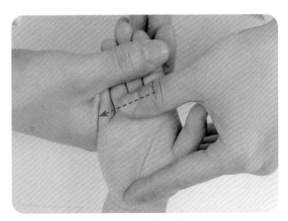

图 2-18 推小横纹

19. 掌小横纹

准定位：掌面小指根下，尺侧掌纹头。

简便取：小指根下掌横纹尺侧头。

知功效：清热散结、宽胸宣肺、化痰止咳。

明功用：咳喘、口舌生疮等。

谈经验：治疗百日咳、肺炎等，常与擦肺俞、清肺经等合用。用中指或拇指端按揉，称揉掌小横纹（图 2-19）。揉掌小横纹对治疗肺部湿啰音有一定疗效。

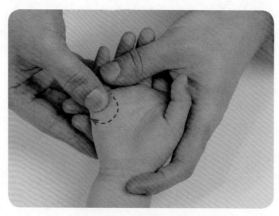

图 2-19　揉掌小横纹

20. 大肠（又称：指三关）

准定位：食（示）指桡侧缘，自食（示）指尖至虎口成一直线。

知功效：涩肠固脱、温中止泻（补大肠）；清热利肠、除湿导滞（清大肠）。

明功用：腹泻、脱肛、痢疾、便秘等。

谈经验：从食（示）指尖直推向虎口为补，称补大肠；反之为清，称清大肠（图 2-20）。补大肠多用于腹泻、腹痛、便溏、脱肛等病症；清大肠可用于湿热、食积滞留肠道导致的痢疾、便秘、腹痛等病症。本穴又称指三关（风关、气关、命关），可用于小儿疾病的诊断（以此处一条脉络的深浅、颜色、长短及按压后恢复是否良好来判断疾病轻重）。

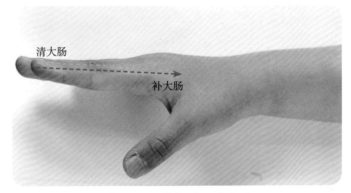

图 2-20 补大肠、清大肠

21. 小肠

准定位： 小指尺侧边缘，自指尖到指根成一直线。

知功效： 清利下焦湿热。

明功用： 小便赤涩不利、遗尿、尿频、水泻、癃闭、口舌生疮。

谈经验： 从指尖直推向指根为补，称补小肠；反之则为清，称清小肠（图2-21）。清小肠可用于小便赤涩、尿闭等症，治疗心经有热、下移小肠导致小便赤涩等症状可与清天河水、清心经等合用；补小肠用于下焦虚寒导致的多尿、遗尿。

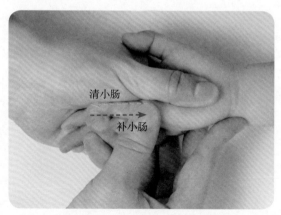

图 2-21　补小肠、清小肠

22. 胃经

准定位： 拇指掌面近掌端第一节。

知功效： 清湿热、泻胃火、和胃降逆（清胃经）；健脾胃、助运化（补胃经）。

明功用： 呕恶嗳气、食欲不振、烦渴善饥等。

谈经验： 旋推或直推，称推胃经。通常以旋推为补，向指根方向直推为清（图2-22）。清胃经与推天柱骨、横纹推向板门等合用，治疗脾胃湿热、胃气不和导致的上逆呕吐；与清大肠、揉天枢、推下七节骨合用，治疗胃肠实热导致的脘腹胀满、便秘、发热烦渴等。补胃经与补脾经、揉中脘、摩腹、按揉足三里等合用，治疗脾胃虚弱、消化不良等病症。

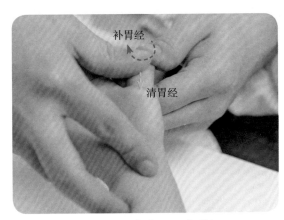

图 2-22 补胃经、清胃经

23. 板门

准定位： 手掌大鱼际平面。

简便取： 手掌大鱼际肥厚处。

知功效： 健脾和胃、消食化滞、止泻、止呕、利咽止咳。

明功用： 食积腹胀、呕吐、腹泻等。

谈经验： 用指端揉，称为揉板门；自患儿拇指指根推向掌根称为板门推向横纹，反之称为横纹推向板门（图2-23）。揉板门用于乳食积滞导致的食欲不振、嗳气、腹胀、呕吐、腹泻等病症；板门推向横纹能止泻；横纹推向板门能止呕。

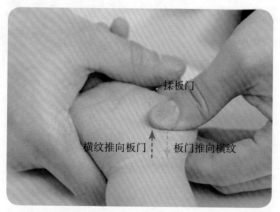

图 2-23　揉板门、板门推向横纹、横纹推向板门

24. 内劳宫

准定位：手掌心，第二、三掌骨之间偏于第三掌骨处。

简便取：屈指握拳时中指指尖处。

知功效：清虚热、除烦。

明功用：高热、口舌疮、烦躁等。

谈经验：用中指或拇指揉，称为揉内劳宫（推、揉内劳宫又称推、揉手心）；自患儿小指根推起，经掌小横纹、小天心至内劳宫，称运内劳宫，又称水底捞明月（图2-24、图2-25）。揉内劳宫用于心、肾两经虚热导致的口舌生疮、烦热；常与掌小横纹、小天心合用。

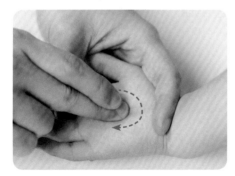 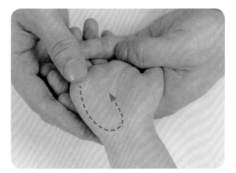

图2-24　揉内劳宫　　　　　　　　图2-25　水底捞明月

25. 内八卦

准定位： 手掌心，以内劳宫为圆心，以内劳宫至中指根连线的 2/3 为半径画圆（图 2-26）。

知功效： 宽胸利膈、理气化痰、行滞消食。

明功用： 胸闷纳呆、泄泻、呕吐、疳积、消化不良等。

谈经验： 用拇指面做推法，称运内八卦；或掐，称掐内八卦。运内八卦与推脾经、推肺经、揉板门、揉中脘等合用，治疗痰结喘咳、乳食内伤、胸闷、腹胀、呕吐、泄泻等病症；一般顺时针运止泻，逆时针运止呕。

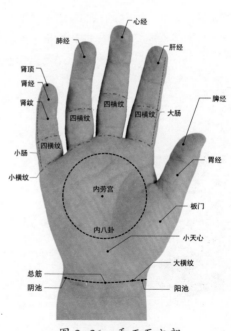

图 2-26　手正面穴部

26. 小天心

准定位：大、小鱼际交接处凹陷中。

简便取：手掌根低洼处。

知功效：清热、镇惊、利尿、明目。

明功用：烦躁不安、夜啼、小便赤涩等。

谈经验：用拇指端或中指端揉，称揉小天心（图2-27、图2-28）；用拇指甲掐，称掐小天心。揉小天心主要用于心经有热导致的目赤肿痛、口舌生疮，或心经有热下移导致的小便短赤等症。掐、揉小天心可用于夜啼、惊惕不安等症。若惊风导致翻眼、斜视，可配用掐老龙、清肝经等。此外，对新生儿黄疸、遗尿、水肿、痘疹欲出不透也有一定疗效。

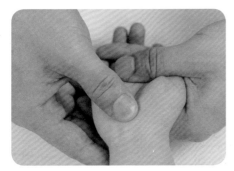
图2-27 拇指揉小天心

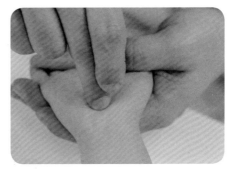
图2-28 中指揉小天心

27. 大横纹

准定位：掌面，掌后横纹。近拇指端为阳池，近小指端为阴池（图2–26）。

简便取：腕横纹处。

知功效：平衡阴阳、调和气血、行气、消食、散结。

明功用：寒热往来、腹胀、呕吐、食积、咳痰等。

谈经验：两拇指自掌后横纹中点（总筋）向两旁（阳池、阴池）分推，称推大横纹，又称分阴阳；自两旁向总筋合推，称合阴阳。分阴阳多用于阴阳不调、气血不和导致的寒热往来、烦躁不安等，以及乳食积滞导致的脘腹胀满、呕吐、腹泻等。具体操作时，实热证宜重分推阴池，虚寒证宜重分推阳池。合阴阳多配合揉肾纹、清天河水，用于痰结喘咳、胸闷等症。

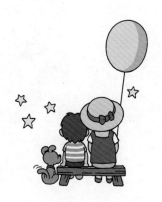

28. 总筋

准定位： 手掌面，掌后横纹正中处（图 2-26）。

简便取： 腕横纹中点。

知功效： 清心热、散结止痉、通调周身气机。

明功用： 惊风、夜啼、抽搐、口疮、齿龈糜烂、虚烦内热。

谈经验： 用拇指或中指揉，称揉总筋；用拇指掐称掐总筋。揉总筋常用于治疗口疮、齿龈糜烂、虚烦内热，多配合揉内劳宫，清天河水等。掐总筋常用于治疗惊风、夜啼、抽搐，多配合捣小天心、开天门等，掐总筋手法宜快，并稍用力。

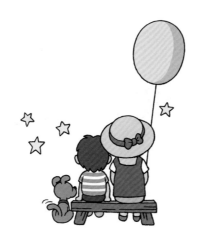

29. 二扇门

准定位： 掌背食（示）指与中指、中指与无名（环）指指根交接处。

简便取： 掌背中指根两侧凹陷处。

知功效： 发汗透表、退热平喘。

明功用： 外感、身热无汗等。

谈经验： 用拇指甲掐，称掐二扇门；用拇指偏峰按揉，称揉二扇门（图2-29）。掐、揉二扇门是小儿推拿手法中发汗的代表手法。揉二扇门宜稍用力、速度快，多用于风寒外感。揉二扇门配合揉肾顶、补脾经、补肾经等，用于体虚外感。

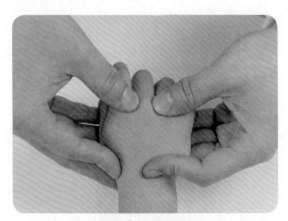

图 2-29　揉二扇门

30. 上马

准定位： 手背无名（环）指及小指掌指关节后陷中（图2-30）。

简便取： 握拳，第四、五掌指关节间凹陷略向后。

知功效： 滋补肾阴、顺气散结、利水通淋。

明功用： 潮热、小便赤涩等。

谈经验： 用拇指端揉或用拇指甲掐，称揉上马或掐上马。具体操作以揉上马为主，主要用于阴虚阳亢导致的潮热、烦躁、小便赤涩等症。对于肺部干啰音久不消失者，可配用揉小横纹；湿啰音配揉掌小横纹，均有一定疗效。

31. 十王

准定位： 十指甲根两侧（图2-30）。

简便取： 甲根两侧0.5分处。

知功效： 清热、醒神、开窍。

明功用： 高热神昏、抽搐、昏厥、烦躁不安、两目上视。

谈经验： 用指甲掐，称掐十王。主要用于急救，可与掐人中、掐小天心合用。临床中也有以十宣穴称为十王，故掐十宣也称掐十王。

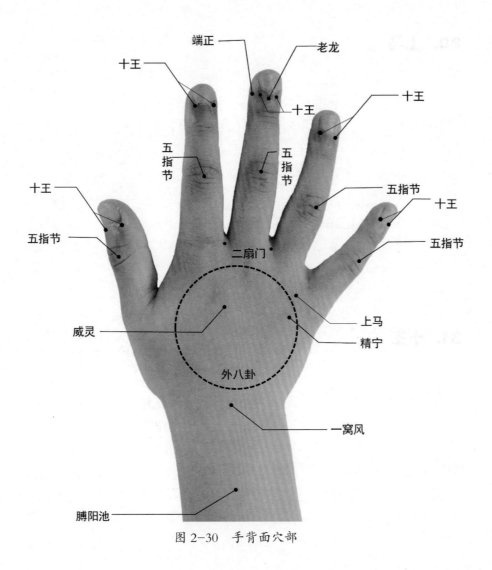

图 2-30　手背面穴部

32. 老龙

准定位： 中指甲根正后 1 分处（图 2-30）。

简便取： 中指指甲根后缘。

知功效： 开窍、醒神。

明功用： 急惊风、高热抽搐等。

谈经验： 本穴主用掐法，称掐老龙。主要用于急救。若小儿急惊暴厥、高热抽搐，掐之知痛有声有泪者，较易治；不知痛而无声无泪者，较危急。

33. 五指节

准定位： 掌背五指中节（第一指间关节）（图 2-30）。

简便取： 与掌侧四横纹相对。

知功效： 镇惊、息风、祛痰、通窍。

明功用： 惊风、吐涎、指间关节屈伸不利等。

谈经验： 用拇指指甲掐，称掐五指节；或用拇指、食（示）指搓揉，称揉五指节。掐五指节配合掐老龙、清肝经，用于惊惕不安、惊风等；揉五指节配合运内八卦、揉膻中，用于痰喘、咳嗽等。揉五指节亦可用于指间关节屈伸不利。

34. 威灵

准定位：掌背第二、三掌骨歧缝间（图 2-30）。

简便取：第二、三掌骨缝头。

知功效：行气、破结、化痰、镇惊。

明功用：惊风、痰喘、久咳。

谈经验：本穴主用掐法，称掐威灵。主要用于急惊神昏、肺虚久咳。

35. 精宁

准定位：掌背第四、五掌骨歧缝间（图 2-30）。

简便取：第四、五掌骨缝头。

知功效：行气、破结、化痰、安神。

明功用：喘促、痰鸣、干呕、惊风、咽喉肿痛、疳积。

谈经验：本穴多用掐法，称掐精宁。掐精宁可用于痰喘、干呕、疳积等症。本法体虚者慎用，应用时则多与补脾经、推三关、捏脊等合用，以免元气受损。本穴与掐威灵合用具有更强的开窍醒神的作用，掐后继以按揉数次，以和血顺气。

36. 一窝风

准定位：手背腕横纹正中凹陷处。

简便取：手背掌根正中。

知功效：温中行气、止痹痛；发散风寒。

明功用：腹痛、肠鸣等。

谈经验：用指端揉，称揉一窝风（图2-31），配合拿肚角、推三关、揉中脘等，用于治疗受寒、食积导致的腹痛。揉一窝风也可用于缓解风寒感冒或寒滞经络引起的痹痛。

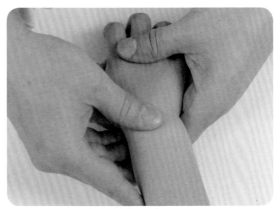

图 2-31　揉一窝风

37. 外八卦

准定位：掌背外劳宫周围（图 2-30）。

简便取：与内八卦相对。

知功效：宽胸理气、通利血脉。

明功用：胸闷、腹胀等。

谈经验：本穴主要用运法，称运外八卦。常配合摩腹、揉膻中，用于治疗胸闷、腹胀、便秘等。运八卦亦有祛风止痛的作用。

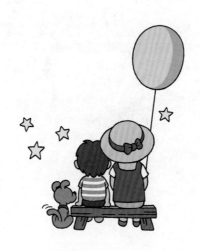

38. 膊阳池

准定位： 在手背一窝风后 3 寸处。

简便取： 前臂正中 1/4 处。

知功效： 通大便、利小便、止头痛。

明功用： 便秘、尿赤、头痛等。

谈经验： 用拇指招或用中指端揉，称招膊阳池或揉膊阳池（图 2-32）。治疗大便秘结宜多揉，大便滑泻者慎用。用于感冒头痛或小便赤涩短少，多与其他解表、利尿的海派儿科推拿手法合用。

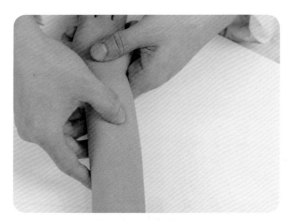

图 2-32　揉膊阳池

39. 三关

准定位：前臂桡侧，自阳池至曲池成一直线。

简便取：前臂桡侧面。

知功效：补气行气、温阳散寒、发汗解表。

明功用：发热、恶寒、无汗等。

谈经验：用拇指面或食（示）指、中指面自腕推向肘，称推三关（图2-33）；屈患儿拇指，自拇指外侧端推向肘，称大推三关。本穴性温热，主治一切虚寒病症，非虚寒病症慎用。治疗气血虚弱、命门火衰、下元虚冷、阳气不足等导致的四肢厥冷、面色无华、食欲不振、吐泻等症，与补脾经、补肾经、揉丹田、捏脊、摩腹等合用。治疗外感风寒导致的怕冷、无汗或疹出不透等症，与清肺经、推坎宫、揉二扇门等合用。本穴部对疹毒内陷、黄疸、阴疽等亦有一定疗效。

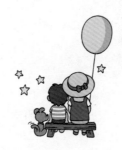

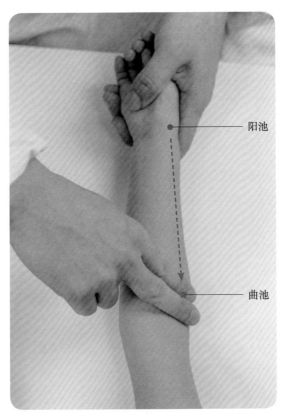

阳池

曲池

图 2-33　推三关

40. 天河水

准定位： 前臂正中，自总筋至曲泽成一直线。

知功效： 清热解表、泻火除烦。

明功用： 发热等。

谈经验： 用食（示）、中二指面自腕推向肘，称清（推）天河水（图2-34）；用食（示）、中二指沾水自总筋处，一起一落弹打至曲泽，同时一面用口吹气随之，称打马过天河（图2-35）。本穴性微凉，较平和，主要治疗热性病症，具有"清热而不伤阴"的特点。治疗外感发热、怕冷、头痛、咽痛等与开天门、推坎宫、揉太阳等合用。亦可用于治疗五心烦热、口唇生疮、夜啼等病症。打马过天河清热之力大于清天河水，多用于实热、高热病症。

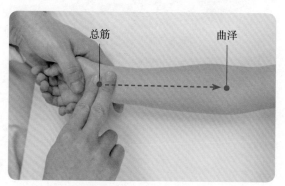

总筋　　　　　　　曲泽

图2-34　清天河水

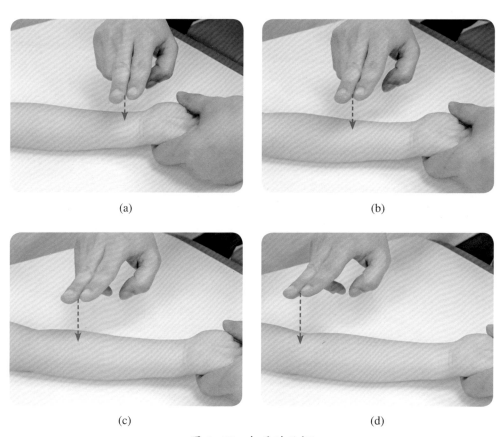

图 2-35 打马过天河

41. 六腑

准定位： 前臂尺侧，阴池至肘尖成一直线。

简便取： 前臂尺侧缘。

知功效： 清热、凉血、解毒。

明功用： 发热、多汗、目赤、烦渴等。

谈经验： 用拇指面或食（示）、中二指面自肘推向腕，称退六腑或推六腑（图 2-36）。本穴性寒凉，对温病邪入营血、脏腑郁热积滞、壮热烦渴、腮腺炎等实热证均可使用。本穴亦可与补脾经合用，具有止汗的作用。若患儿平素脾虚大便稀溏、腹泻则慎用。退六腑与推三关为大凉大热的方法，既可单用，又可合用。若患儿气虚体弱、畏寒怕冷，可单用推三关；若患儿高热烦渴、发斑疹，可单用退六腑。两穴合用具有平衡阴阳、防止大热大凉伤其正气的作用。若寒热交杂，以热为主，可退六腑三数配合推三关一数；若以寒为主，则可推三关三数配合退六腑一数。

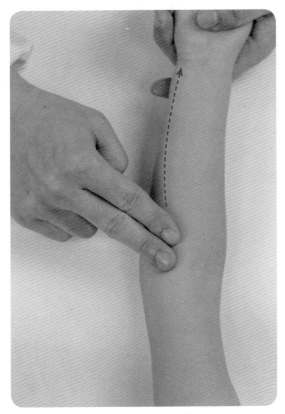

图 2-36 退六腑

42. 肘肘

准定位: 屈肘, 肘部尖处 (图 2-37)。

简便取: 尺骨鹰嘴处。

知功效: 滑利关节、行气、顺气。

明功用: 上肢屈伸不利。

谈经验: 一手按本穴, 一手握腕做摇法, 称摇肘肘, 又称运肘肘。寒证往里摇, 热证往外摇。

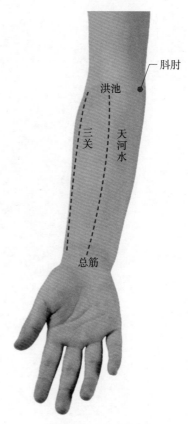

图 2-37　肘肘

胸腹特定穴部

43. 乳根

准定位：乳下 2 分。

知功效：宽胸理气、止咳化痰 。

明功用：喘咳、胸闷等。

谈经验：用中指端揉，称揉乳根（图 2–38）。治疗时多与揉乳旁配用，以食（示）、中两指同时操作。

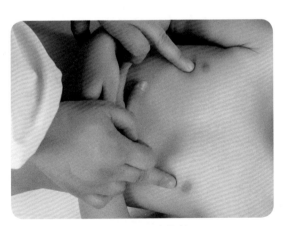

图 2–38　揉乳根

44. 乳旁

准定位：乳外旁开 2 分。

知功效：宽胸理气、止咳化痰。

明功用：喘咳、胸闷等。

谈经验：用中指端揉，称揉乳旁（图 2-39）。治疗时多与揉乳根配用，以食（示）、中两指同时操作。

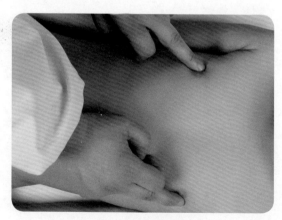

图 2-39　揉乳旁

45. 胁肋

准定位： 从腋下两胁处至天枢。

简便取： 两侧胁肋部。

知功效： 顺气化痰、除胸闷、开积聚。

明功用： 食积、痰壅、胸闷、腹胀等。

谈经验： 双掌从小儿两胁腋下搓摩至天枢，称搓摩胁肋，又称按弦搓摩（图 2-40）。本穴多用于食积、痰壅、气逆导致的小儿胸闷、腹胀等症。本穴性开而降，中气下陷、肾不纳气者慎用。

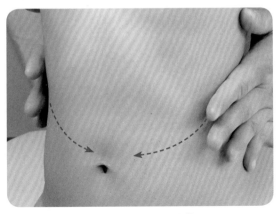

图 2-40　按弦搓摩

46. 腹

准定位：腹部。

知功效：健脾和胃、理气消食。

明功用：腹泻、便秘、厌食等消化系统紊乱症状。

谈经验：沿肋弓角边缘或自中脘至脐，向两旁分推，称分推腹阴阳（图2-42）；用掌或四指摩，称摩腹（图2-41）。治疗腹泻、呕吐、恶心、便秘、腹胀、厌食等消化系统紊乱相关病症常与捏脊、按揉足三里合用，此三种小儿推拿操作也是小儿保健常用手法。腹痛、腹胀拒按为实证，常用指摩法；腹痛、腹胀喜按为虚症，常用掌摩或掌揉，摩、揉腹部又称摩肚、揉肚。摩腹一般采用顺时针方向，治疗腹泻时采用逆时针摩腹。

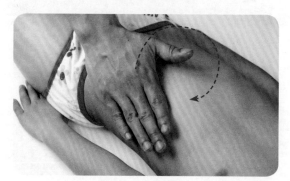

图 2-41　摩腹

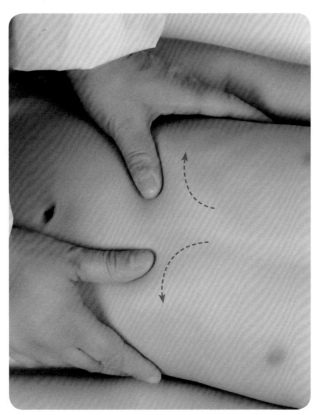

图 2-42　分推腹阴阳

47. 脐

准定位：肚脐。

简便取：脐中。

知功效：温阳散寒、补益气血、健脾和胃、消食导滞。

明功用：腹胀、腹痛、食积、吐泻、便秘等。

谈经验：用中指端或掌根揉，称揉脐（图2-43）；用指摩或掌摩，称摩脐；用拇指和食（示）、中两指抓住肚脐并抖动脐部，称抖脐；用食（示）、中、无名（环）指搓摩脐腹部，称搓脐；自脐直推至耻骨联合上缘，称推脐，又称推下小腹。临床上治疗腹泻，揉脐常与摩腹、推上七节骨、揉龟尾合用，简称为"龟尾七节，摩腹揉脐"。揉、抖、搓、推脐常用于治疗蛔虫团肠梗阻。

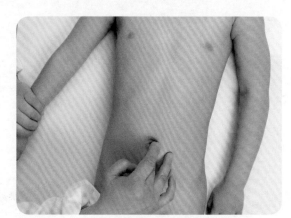

图 2-43　揉脐

48. 丹田

准定位: 脐下 2 寸与 3 寸之间（图 2-44）。

简便取: 下腹部。

知功效: 益肾固本、温补下元、分清别浊。

明功用: 遗尿、脱肛、腹痛等小儿先天不足相关病症。

谈经验: 揉或摩，称为揉丹田或摩丹田。治疗小儿先天不足、寒凝少腹导致的腹痛、遗尿、尿频、脱肛等症，与补肾经、推三关、揉外劳宫等合用。治疗尿潴留，与推箕门、清小肠等合用。

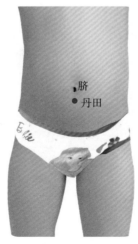

图 2-44　丹田

49. 肚角

准定位：脐旁开 2 寸大筋。

简便取：肚脐两边 2 寸处。

知功效：止腹痛。

明功用：腹痛等。

谈经验：用拇、食（示）、中三指拿，称拿肚角（图 2-45）；用中指按，称按肚角。用于各种原因引起的腹痛，尤其对受寒、伤食导致的腹痛效果更佳。拿肚角操作刺激量大，为防止患儿哭闹，可在治疗最后进行拿肚角操作。

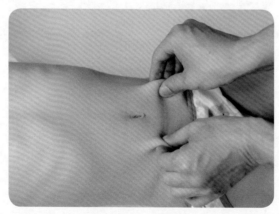

图 2-45　拿肚角

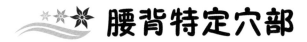 **腰背特定穴部**

50. 脊

准定位：自大椎至长强成一直线。

简便取：脊柱。

知功效：调阴阳、理气血、和脏腑、通经络、培元气。

明功用：发热、惊风、疳积、泄泻等。

谈经验：用食（示）、中二指面自上而下做直推，称推脊；用捏法自下而上，称捏脊（图2-46），每捏3下，再将背脊皮提一下，称捏三提一法；用拇指自上而下按揉脊柱骨，称按脊。捏脊是小儿保健常用主要手法之一，常与摩腹、按揉足三里等合用，治疗小儿先、后天不足导致的慢性疾病。捏脊不仅可用于小儿疾病，还可用于成人失眠、肠胃疾病、月经不调等，操作时可依据不同疾病选择配合相应背俞穴按揉，以增强疗效。推脊常配合清天河水、揉涌泉等用于清热。

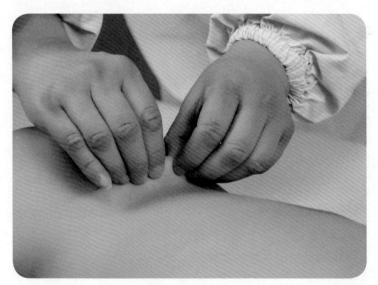

图 2-46　捏脊

51. 七节骨

准定位：第二腰椎棘突下（命门）至尾椎骨端（长强）成一直线（图2-47）。

简便取：命门至长强成一直线。

知功效：温阳止泻、泻热通便。

明功用：泄泻、便秘、脱肛等。

谈经验：用拇指或食（示）、中二指面自下而上或自上而下做直推，分别称推上七节骨、推下七节骨。推上七节骨能温阳止泻，用于虚寒腹泻、久痢等症；推下七节骨能泻热通便，用于肠热便秘等症。治疗脱肛、遗尿等，推上七节骨常与按揉百会、揉丹田等合用。

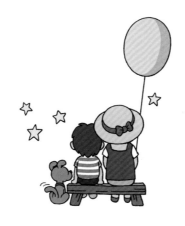

52. 龟尾

准定位：尾椎骨端（图2-47）。

简便取：督脉的长强穴。

知功效：调理大肠。

明功用：泄泻、便秘等。

谈经验：用拇指端或中指端
揉，称揉龟尾。本
穴性平和，具有双
向调节作用，既可
止泻，又可通便。
常与摩腹、揉脐、
推上七节骨合用，
即"龟尾七节，摩
腹揉脐"。

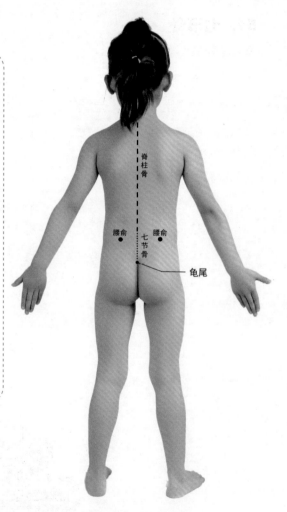

图 2-47　腰背穴部

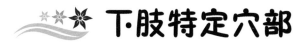

下肢特定穴部

53. 足膀胱

准定位： 大腿内侧，膝盖上缘至大腿根成一直线，又称箕门（图2-48）。

知功效： 利尿。

明功用： 尿闭、泄泻、局部肌肉无力等。

谈经验： 用食（示）、中二指自膝盖内上缘至大腿根部做直推，称推足膀胱或推箕门；用拇、食（示）、中三指做拿法，称拿足膀胱。常配合揉丹田、揉三阴交用于尿潴留；配合清小肠用于小便赤涩不利。治疗尿闭一般自上往下推拿；治疗泄泻一般自下往上推拿。

54. 百虫

准定位： 膝上内侧肌肉丰厚处，又称百虫窝（图2-48）。

知功效： 通经络、止抽搐。

明功用： 四肢抽搐、湿疹等。

谈经验： 采用按或拿法，称按百虫或拿百虫。常配合拿委中、按揉足三里用于下肢瘫痪、痹痛等。按揉百虫还能凉血祛湿，用于皮肤湿疹。用于惊风、抽搐时手法宜重。

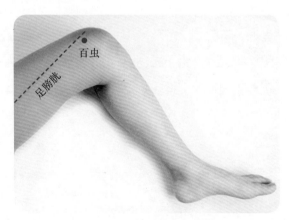

图 2-48　足膀胱、百虫

55. 鬼眼

准定位：正坐屈膝、膝盖下两侧凹陷中，外侧为外鬼眼，内侧为内鬼眼（图2-49）。

知功效：息风止搐。

明功用：惊风、下肢抽搐、膝痛等。

谈经验：用拇指按揉，称揉鬼眼或揉膝眼。揉鬼眼可用于膝关节疼痛。治疗下肢抽搐，常采用拇、食（示）两指同时用力于两侧鬼眼处向上推按。

56. 前承山

准定位：小腿前胫骨旁，与后承山相对处（图2-49）。

知功效：息风止搐、通气行血。

明功用：惊风、下肢抽搐、下肢痿软无力等。

谈经验：掐或揉本穴，称掐前承山或揉前承山。常配合拿委中、按百虫、掐解溪等用于角弓反张、下肢抽搐；同时，按揉前承山与揉解溪可通经络、行气血，用于足下垂。

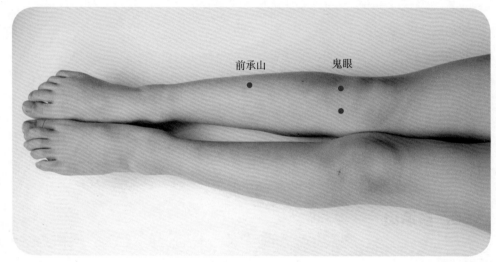

图 2-49 鬼眼、前承山

叁

海派儿科推拿常用经穴

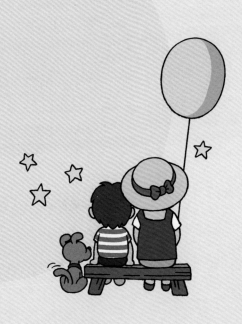

头面颈项部

57. 太阳

准定位: 眉梢与目外眦连线中点向后 1 寸。

知功效: 疏风解表,清热明目,止头痛。

明功用: 外感表证,感冒,发热,头痛,近视,口眼歪斜,弱视等。

谈经验: 用拇指或中指揉,称揉太阳(图 3-1)。揉太阳主要用于外感发热。外感表实头痛用泻法(向耳方向推);外感表虚或内伤头痛用补法(向眼睛方向推);当用于近视、口眼歪斜、弱视、斜视等病症时,多与开天门、分推坎宫等合用。

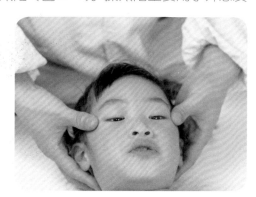

图 3-1 揉太阳

58．百会

准定位： 在头部，前发际正中直上 5 寸（图 3-2）。

简便取： 两耳尖直上，头顶正中。

知功效： 升阳举陷，镇静安神，开窍明目。

明功用： 头痛，惊风，头晕目眩，脱肛，遗尿等。

谈经验： 百会为诸阳之汇，按揉此穴能镇静安神、升阳举陷。按、揉百会又称按、揉头顶心。治疗小儿惊风、烦躁不安等症时，多与清肝经、清心经、掐揉小天心等合用；用于遗尿、脱肛等，则常与补脾经、补肾经、推三关、揉丹田、揉气海等合用。

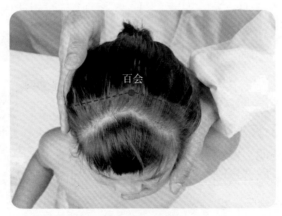

图 3-2　百会

59. 印堂

准定位： 两眉头内侧端连线的中点。

知功效： 提神醒脑，祛风通窍。

明功用： 头痛，头晕目眩，晕厥，失眠，小儿急、慢性惊风，鼻炎等。

谈经验： 常用掐法。治疗晕厥用掐法，多与掐人中、掐十宣穴合用；治疗感冒和头痛均用推法，常与推攒竹、推坎宫、揉太阳等合用（图 3-3）。印堂穴亦可于诊断，如：青色主惊风、泄泻。

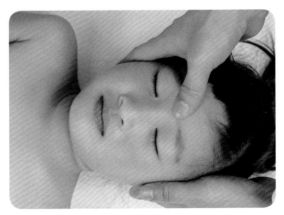

图 3-3　推印堂

60. 迎香

准定位：鼻翼外缘中点旁 5 分（半寸），鼻唇沟中。

知功效：通鼻窍。

明功用：鼻塞，流涕（鼻炎），口眼歪斜等。

谈经验：用拇指或中指揉，称揉迎香（图 3-4）。揉按迎香能宣发肺气、通鼻窍。对于感冒或慢性鼻炎等引起的鼻塞流涕、呼吸不畅效果较好。多与清肺经、拿风池等合用。

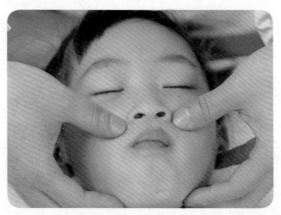

图 3-4　揉迎香

61. 风池

准定位： 在项部，胸锁乳突肌与斜方肌上端之间的凹陷中，平风府。

知功效： 祛风解表，通窍明目。

明功用： 头痛，发热，头晕目眩，眼红肿痛，鼻炎，耳鸣，项背部僵痛等。

谈经验： 用拇指、食（示）指或中指相对用力拿，称拿风池；用拇指按揉，称按揉风池（图 3-5）。拿风池能发汗解表、祛风散寒。此法发汗效果显著，若再配合推攒竹、揿揉二扇门等，发汗解表之力更强，多用于感冒头痛、发热无汗等表实证；表虚者不宜用此法。拿风池还可治疗项背部僵痛。

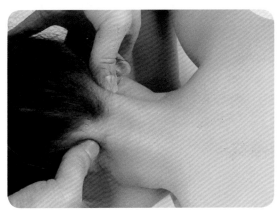

图 3-5 按揉风池

62. 肩井

准定位： 在肩部，第 7 颈椎棘突与肩峰最外侧连线的中点。

简便取： 大椎与肩峰连线中点。

知功效： 宣通气血，发汗解表。

明功用： 感冒，发热，颈项僵痛，胳膊屈伸不利，乳汁不下等。

谈经验： 用拇指与其余四指相对用力拿，称拿肩井（图 3-6）；用拇指按揉，称按揉肩井。按、拿肩井能宣通气血，发汗解表，多用于治疗结束时放松肌肉，也可用于治疗感冒、手臂活动不利等，多与推攒竹、分推坎宫、运太阳、揉耳后高骨等配合使用。在推拿治疗后，常以拿肩井结束，称为"总收法"。

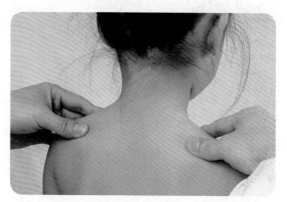

图 3-6　拿肩井

✿✿✿✿ 胸 腹 部

63. 天突

准定位： 在颈前区，胸骨上窝中央，前正中线上。

简便取： 胸骨柄上方凹陷处。

知功效： 理气化痰，止咳平喘，止呕，催吐。

明功用： 咳嗽、喘促、痰壅气急、恶心、呕吐、食滞胃脘等。

谈经验： 用中指按揉，称按揉天突（图3-7）。按揉天突能理气化痰，降逆平喘。常用于气机不利、痰涎壅盛或胃气上逆所致的痰喘、干咳、呕吐等症，多与推揉膻中、揉中脘、运内八卦等合用。若用中指点按天突催吐，宜中指端微屈向下、向里，动作要快，用于治疗食滞胃脘、促痰排出或患儿误食毒物时等。

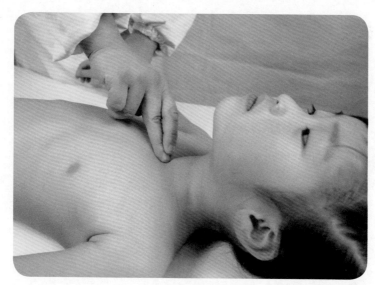

图 3-7 按揉天突

64. 膻中

准定位： 在胸部，前正中线上，平第 4 肋间隙。

简便取： 两乳头连线的中点。

知功效： 理气化痰，止咳平喘，止呕。

明功用： 痰多，咳喘，胸闷，呕吐等。

谈经验： 多采用中指揉，称揉膻中（图 3-8）。双手拇指沿胸部肋间隙自上而下分推，称分推膻中，又称开胸、分推胸口。膻中为气之所会，居胸中。胸背属肺，推揉膻中能宽胸理气、止咳化痰。对各种原因引起的胸闷、呕吐、痰多、咳嗽、气喘等都有效，常与推肺经、揉肺俞等合用；治疗呕吐、嗳气时常与运内八卦、横纹推向板门、分腹阴阳等合用；治疗痰黏不易吐时常与揉天突、按揉丰隆等合用。操作时可用小鱼际擦法，使局部发热。

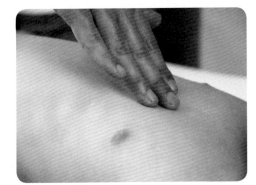

图 3-8　揉膻中

65. 中脘

准定位： 在上腹部，脐中上 4 寸，前正中线上。

简便取： 肚脐直上 4 寸。

知功效： 消食利气，健脾和胃，宽中开胃。

明功用： 胃痛，腹痛，腹胀，消化不良，咳喘痰多。

谈经验： 多采用中指或掌揉，称揉中脘（图 3-9）。中脘穴为治疗消化道疾病的主要穴位，常与推脾经、推肝经、按揉足三里、揉内关等配合使用，治疗呕吐、腹胀、腹痛及不思饮食等；自上而下推中脘主治胃气上逆所致的嗳气、反酸、呕吐。

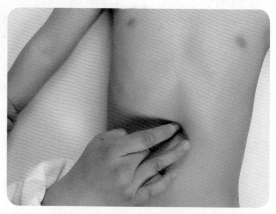

图 3-9　揉中脘

66. 天枢

准定位：在腹部，脐中旁开 2 寸。

简便取：肚脐旁开 2 寸。

知功效：调理大肠，理气消滞。

明功用：腹泻，痢疾，腹痛，食积，腹胀，便秘。

谈经验：揉天枢（图 3-10）常用于治疗急慢性胃肠炎以及消化功能紊乱引起的腹泻、呕吐、食积、腹胀、大便秘结等病症，常与摩腹、揉脐、推上七节骨、揉龟尾、按揉足三里等合用，特别是用于感染性腹泻。

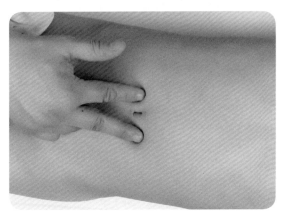

图 3-10　揉天枢

67. 气海

准定位： 在下腹部，脐下 1.5 寸。

知功效： 散寒止痛，引痰下行，益气助阳。

明功用： 腹痛，腹泻，便秘，遗尿。

谈经验： 本穴有散寒止痛的作用，是止痛要穴，且以治疗虚寒腹痛效
果更好。用于由肠痉挛、胃肠功能紊乱引起的腹痛，揉气海
（图 3-11）多与按揉大肠俞、足三里等合用；亦可以用于治疗痰
多胸闷，多与运内八卦合用。

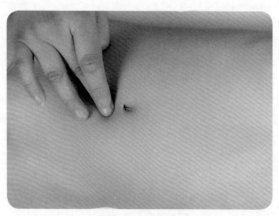

图 3-11　揉气海

68. 中极

准定位: 在下腹部,脐下 4 寸(图 3-12)。

知功效: 补肾培元,通利膀胱,清利湿热。

明功用: 遗尿,尿频,水肿。

谈经验: 按揉少腹(关元、气海、中极)、百会、三阴交用于治疗小儿遗尿,加补肾经、补脾土、补肺经可治疗肾气虚、脾气虚、肺气虚。擦中极可治疗泌尿系统疾病。

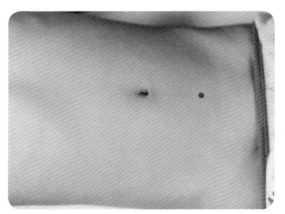

图 3-12 中极

四 肢 部

69. 合谷

准定位: 在手背，第2掌骨桡侧的中点。

简便取: 拇、食（示）两指并拢，在肌肉最高处取穴。

知功效: 发汗解表，镇静止痛。

明功用: 发热，头痛，咽喉肿痛，流鼻血，耳聋，牙痛等。

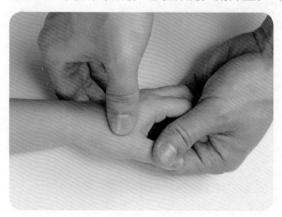

图 3-13　揉合谷

谈经验: 多采用揉法（图3-13）。揉合谷与招二扇门合用能加强发汗效果；单揉合谷主要用于风火牙痛。配合按揉太冲、清肝经等治疗小儿多动症。

70. 内关

准定位： 在前臂掌侧，腕横纹上 2 寸，掌长肌腱和桡侧腕屈肌腱之间（图 3-14）。

简便取： 两筋之间，腕横纹上 2 寸。

知功效： 宁心安神，理气宽胸，和胃降逆，镇静止痛。

明功用： 心痛，心悸，胸闷，烦躁，气短，胃痛，呕吐，眩晕。

谈经验： 多采用按揉法。按揉内关具有止呕的作用，与按揉攒竹联合使用效果更佳。

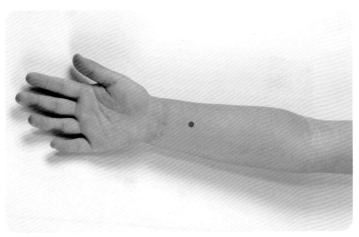

图 3-14　内关

71. 足三里

准定位： 小腿外侧，外膝眼下 3 寸，胫骨前缘旁开 1 寸。

简便取： 掌心按于患儿同侧髌骨正中，中指紧贴胫骨前缘，无名（环）指指端处即为本穴。

知功效： 健脾胃，强壮身体。

明功用： 腹胀，腹痛，泄泻，呕吐，下肢无力。

谈经验： 多采用按揉法（图 3-15）。足三里为足阳明胃经穴，能健脾和胃、调中理气，多用于消化道疾病。治疗呕吐，与推天柱骨、分腹阴阳配合用；治疗脾虚腹泻，与推上七节骨、补大肠合用；日常小儿保健，与捏脊、摩腹合用。

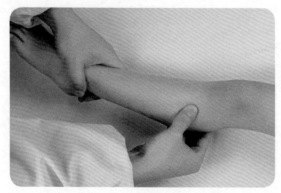

图 3-15　揉足三里

72. 丰隆

准定位： 在小腿外侧外踝尖上 8 寸，胫骨前缘 2 寸。

知功效： 化痰平喘。

明功用： 痰多，咳嗽，哮喘，头痛，头晕目眩等。

谈经验： 多采用按揉法（图 3-16）。按揉丰隆能和胃气、化痰湿，主要用于痰多咳喘等，常与揉天突、揉膻中、运内八卦等配合使用。

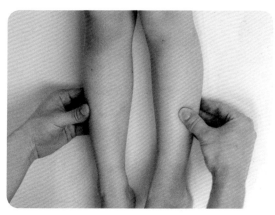

图 3-16   揉丰隆

73. 三阴交

准定位： 小腿内侧，内踝尖上3寸，胫骨内侧后缘。

简便取： 内踝尖直上3寸。

知功效： 通血脉，活经络，清利下焦湿热。

明功用： 月经不调，遗尿，小便不利，水肿，湿疹等。

谈经验： 多采用按揉法（图3-17）。三阴交为脾经、肾经、肝经交会穴，可治疗此三经脉的病症。揉按三阴交能通经活血，清利下焦湿热。治疗遗尿、小便不利，与揉丹田、推箕门等合用。

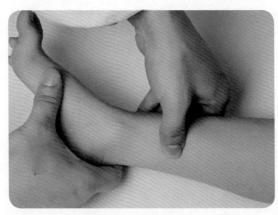

图 3-17　揉三阴交

74. 涌泉

准定位: 足底第二、三趾趾缝纹端与足跟连线的前 1/3 与后 2/3 交点处。

简便取: 蜷足时,足前部凹陷处。

知功效: 滋阴补肾,引火归元。

明功用: 足心热,头晕目眩,昏厥,癫痫,小儿惊风,失眠,便秘。

谈经验: 多采用推、揉法,称推涌泉、揉涌泉,又称推足心(图3-18)。按揉涌泉穴能引火归元、退虚热。主要用于五心烦热、烦躁不安等病症时,常与揉二马、运内劳宫等配合使用。配合退六腑、清天河水亦能退实热。揉涌泉能治疗呕吐、泄泻。

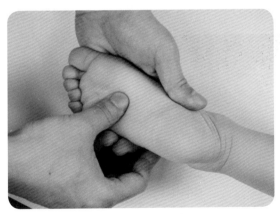

图 3-18 揉涌泉

腰 背 部

75. 大椎

准定位： 在项背部，第 7 颈椎棘突下凹陷处。

简便取： 低头，脊柱颈部最凸起处即为第 7 颈椎棘突，其下取穴即可。

知功效： 清热解表。

明功用： 外感发热，颈部僵硬，咳嗽，喉咙痛等。

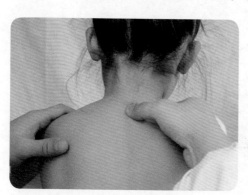

图 3-19　揉大椎

谈经验： 揉大椎（图 3-19）有清热解表的作用，可用于感冒、发热、颈部僵硬等。此外以食（示）指、中指蘸水提捏该穴位，至局部皮下微微出现瘀血为止，可用于治疗百日咳和干咳。

76. 定喘

准定位： 在背部，第 7 颈椎棘突下，旁开 0.5 寸（图 3-20）。

简便取： 大椎穴旁开 0.5 寸。

知功效： 止咳平喘。

明功用： 哮喘、咳嗽。

谈经验： 多采用按揉法。本穴为治疗哮喘要穴，常与清肺经、补脾经、揉肺俞、揉膻中等配合使用。

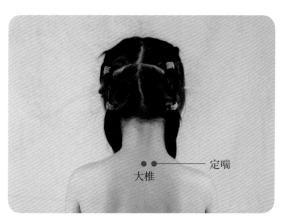

图 3-20 定喘

77. 肺俞

准定位： 在背部，第 3 胸椎棘突下，后正中线旁开 1.5 寸（图 3-21）。

简便取： 后正中线旁开 1.5 寸，平肩胛骨内上角。

知功效： 调肺气，补虚损，止咳化痰。

明功用： 发热，咳嗽，喘促，肺炎，胸闷，胸痛，痰多等。

谈经验： 多采用揉法、分推法，分推肺俞又称分推背阴阳、开背。揉肺俞、分推肺俞能调理肺气、补虚损、止咳喘，多用于呼吸系统疾病，多与推攒竹、分推坎宫、运太阳、揉耳后高骨等配合使用。若久咳不愈，按揉肺俞时可加蘸少许盐粉，以增强效果。

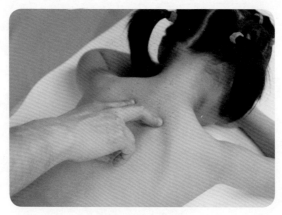

图 3-21　肺俞

78. 脾俞

准定位： 在背部，第 11 胸椎棘突下，后正中线旁开 1.5 寸（图 3–22）。

知功效： 健脾和胃，助运化，利水湿。

明功用： 腹胀，呕吐，泄泻，痢疾，消化不良，便血，黄疸，水肿，背痛。

谈经验： 多采用按揉法。揉脾俞能健脾和胃、助运化、利水湿。常用于治疗脾胃虚弱、消化不良等，多与推脾经、按揉足三里等合用。并能治疗脾虚所引起的气虚、血虚、津液不足等。

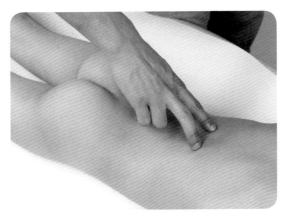

图 3–22　脾俞

79. 胃俞

准定位： 在背部，当第 12 胸椎棘突下，旁开 1.5 寸（图 3-23）。

知功效： 理气和胃，化湿消滞。

明功用： 胃痛，胸痛，腹胀，反胃，呕吐，不思饮食，腹泻。

谈经验： 多采用按揉法。按揉胃俞能理气和胃、化湿消滞，常用于小儿腹胀、食积、消化不良、呕吐，与摩腹、按揉足三里、按揉脾俞、揉中脘合用效果更好。

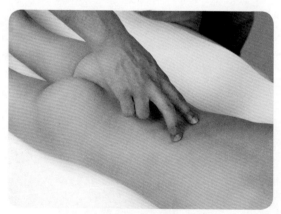

图 3-23　胃俞

80. 肾俞

准定位： 在腰部，第2腰椎棘突下，后正中线旁开1.5寸（图3-24）。

简便取： 髂嵴最高点平第4腰椎棘突，向上2个棘突为第2腰椎棘突，其下方旁开1.5寸。

知功效： 滋阴壮阳，补益肾气。

明功用： 头晕，耳鸣，耳聋，遗尿，小便不畅，腹泻，咳喘短气。

谈经验： 多采用按揉法。按揉肾俞能滋阴壮阳、补肾益元，常用于肾虚腹泻、阴虚便秘、下肢瘫痪等，多与揉二马、补脾经或推三关等合用。操作时可同时横擦腰俞和命门。

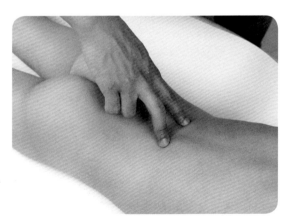

图 3-24 肾俞

81. 八髎

准定位：在臀部，当髂后上棘内下方，正对第 1、2、3、4 骶后孔，分别
为上髎穴、次髎穴、中髎穴、下髎穴，左右各四，共八个，因此
总称为八髎。其中次髎穴最为常用。

知功效：壮腰补肾，通经活血。

明功用：腰痛，疝气，小便不利，便秘。

谈经验：多采用擦法（图 3-25），与八髎、中极、肾俞等合用于治疗
遗尿、腰痛等。

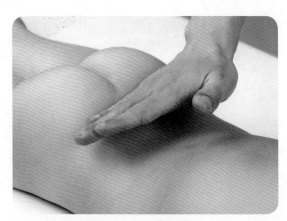

图 3-25　擦八髎

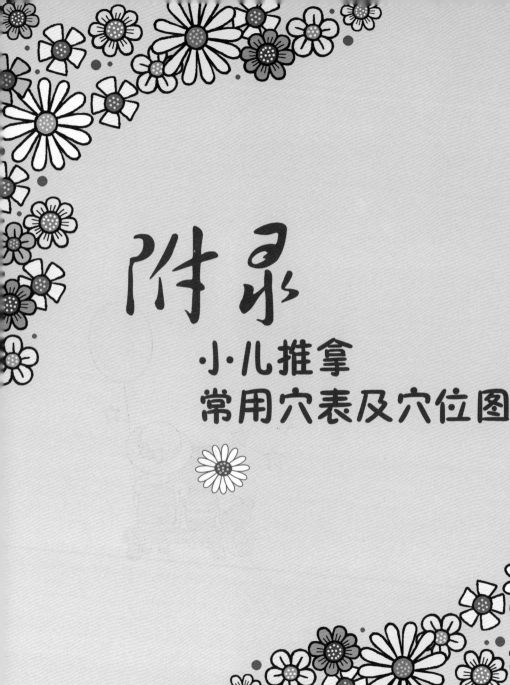

附录

小儿推拿
常用穴表及穴位图

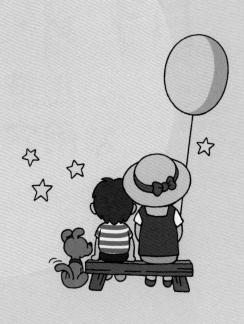

小儿推拿常用穴表

部 位	穴 名	位 置	主 治	备 注
头颈面部	百会	头顶正中线与两耳尖连线中点	头痛、头晕、昏厥、脱肛	奇穴
	水沟	人中沟上 1/3 处	口眼歪斜、昏厥	
	印堂	两眉之间，下直鼻尖	头痛、鼻炎、失眠	奇穴
	鱼腰	眉毛中心	眉棱骨痛、眼睑眴动、眼睑下垂、目赤肿痛	奇穴
	太阳	眉梢与外眼角中间向后约 1 寸	偏头痛、感冒、眼疾	奇穴
	球后	眶下缘外 1/4 与内 3/4 交界处	目疾	奇穴
	迎香	鼻翼旁 0.5 寸，鼻唇沟中	鼻塞、流涕、口眼歪斜	
	翳风	耳垂根后方，张口凹陷中	耳聋、耳鸣	
	承泣	眼眶下缘正中	眼疾	
	四白	目正视，瞳孔直下，眶下孔凹陷中	目赤痛痒、眼睑眴动、面瘫、头痛眩晕	
	头维	额角发际正上 0.5 寸	头痛目眩、流泪、眼睑眴动	

（续表）

部 位	穴 名	位 置	主 治	备 注
头颈面部	下关	耳屏前方，颧弓下缘，闭嘴时凹陷中	牙痛、口眼歪斜	
	地仓	口角旁 0.4 寸，上直瞳孔	流涎、口眼歪斜	
	颊车	下颌角前方，咬牙时肌肉隆起处	牙痛、口噤、口眼歪斜	
	瞳子髎	目外眦旁 0.5 寸，眶骨外缘凹陷中	头痛、目赤肿痛	
	阳白	目正视，瞳孔直上，眉正中上 1 寸	头痛、目痛、视物不清、眼睑瞤动	
	风池	胸锁乳突肌与斜方肌之间凹陷中，平风府穴	头痛、感冒、高血压、项僵、眼耳鼻病	
	睛明	目内眦上方 1 分，眼眶内缘	眼疾	
	攒竹	睛明上方，眉头内陷中	头痛、失眠、眼疾	
	承浆	下嘴唇下陷中	口眼歪斜、惊风	
上肢部	肩髃	肩峰端下缘，肩平举时出现的前方凹陷中	肩臂挛痛不遂	

（续表）

部 位	穴 名	位 置	主 治	备 注
上肢部	肩髎	肩峰后下方，上臂外展，肩髃后寸许的凹陷中	肩臂挛痛不遂	
	臂臑	曲池穴上7寸，当三角肌下端	肩臂痛、颈项拘挛、目疾	
	尺泽	仰掌，肘微屈，肘横纹中央，大筋外侧处	咳嗽、胸闷、肘臂痛、小儿惊风	合穴
	列缺	前臂桡侧，腕关节上1寸	头痛、感冒、咳嗽	
	劳宫	屈指握拳时，中指指尖处	高热、烦躁、惊惕、指麻	荥穴
	合谷	俯掌，第一、二掌骨中间	感冒、头痛、喉痛、口眼歪斜、挛痛	原穴
	内关	前臂掌侧，腕上2寸，两筋间	胃痛、呕吐、哮喘、心悸、胸痛	
	神门	仰掌，前臂尺侧，腕后横纹头凹中	失眠、心悸、怔忡、健忘	
	手三里	前臂桡侧，曲池下2寸	肘痛、臂麻	

（续表）

部　位	穴　名	位　　置	主　　治	备　注
上肢部	曲池	屈肘，肘横纹桡侧头与高骨间	发热、高血压、肩肘痛、上肢瘫痪	合穴
	外劳宫	手背第二与第三掌骨歧骨缝间，与劳宫穴相对	头痛、项痛、咽痛、腹痛、手麻	奇穴
	外关	前臂背侧正中，腕上2寸，两筋间	头痛、发热、臂痛、肢麻	
胸腹部	天突	胸骨切迹上缘，中央陷中	哮喘、咳嗽、呕吐	
	璇玑	天突下1寸，胸骨正中	哮喘、咳嗽、呕吐	
	乳根	第五肋间隙，乳头直下	哮喘、呃逆、胸痛	
	膻中	胸骨正中，乳头连线的中点	咳嗽、呕吐	募穴、气会
	中脘	脐上4寸	胃痛、呕吐、消化不良	募穴、腑会
	神阙	脐窝中央	腹痛、腹泻	
	石门	脐下2寸	腹痛、腹胀、泄泻、小便不利、水肿	募穴

（续表）

部 位	穴 名	位 置	主 治	备 注
胸腹部	关元	脐下3寸	癃闭、遗尿、尿频	募穴
	中极	脐下4寸	癃闭、遗尿、尿频	募穴
	中府	胸前壁外上方，距前正中线旁开6寸，平第一肋间隙	咳嗽、胸闷、肩背痛	募穴
	云门	胸前壁外上方，距前正中线旁开6寸，当锁骨外端下缘凹陷处	咳嗽、气喘、肺胀满、胸痛、肩背痛	
	章门	第十一肋端凹陷中	胁肋痛、胸闷	募穴
	期门	乳头直下，第六肋间内端	胸肋痛	募穴
	天枢	脐窝旁开2寸	腹泻、便秘、脱肛、痔疾	络穴
腰背部	腰阳关	第四腰椎下凹陷中	腰骶痛、下肢瘫痪	
	命门	第二腰椎棘突下	泄泻、腰背强痛	
	大椎	第七颈椎棘突下凹陷中	感冒、发热、落枕、百日咳	
	定喘	大椎旁开0.5寸	咳嗽、哮喘、胸闷	奇穴

（续表）

部 位	穴 名	位 置	主 治	备 注
腰背部	肩井	大椎与肩峰连线的中点，肩部肌肉隆起处	项强、肩背痛、无汗、惊风	
	天宗	肩胛冈下缘中点下1寸凹陷中	肩痛、背痛、项强	
	肩外俞	第一胸椎棘突下旁开3寸	肩背痛、颈项强痛	
	大杼	第一胸椎棘突下旁开1.5寸	感冒、咳嗽、项强、肩背痛	骨会
	风门	第二胸椎棘突下旁开1.5寸	感冒、咳嗽、项强	
	肺俞	第三胸椎棘突下旁开1.5寸	咳嗽、胸闷、背痛	
	心俞	第五胸椎棘突下旁开1.5寸	失眠、心悸	
	膈俞	第七胸椎棘突下旁开1.5寸	呃逆、呕吐	血会
	肝俞	第九胸椎棘突下旁开1.5寸	胁痛、肝炎、目糊	
	胆俞	第十胸椎棘突下旁开1.5寸	胆囊炎、肝炎	

（续表）

部　位	穴　名	位　　　置	主　　治	备　注
腰背部	脾俞	第十一胸椎棘突下旁开 1.5 寸	胃痛、消化不良、腹泻	
	胃俞	第十二胸椎棘突下旁开 1.5 寸	胃痛、呕吐、消化不良、腹泻	
	三焦俞	第一腰椎棘突下旁开 1.5 寸	肠鸣、腹胀、腹泻	
	肾俞	第二腰椎棘突下旁开 1.5 寸	腰痛、遗尿	
	大肠俞	第四腰椎棘突下旁开 1.5 寸	腰腿痛、便秘、腹泻	
	膀胱俞	第二骶椎棘突下旁开 1.5 寸	小便不利、遗尿、泄泻、便秘、腰背强痛	
	八髎	正对第一至第四骶后孔（分别为上、次、中、下髎穴）	腰腿痛、泌尿生殖系统疾患	
	秩边	第四骶椎棘突下旁开 3 寸	腰臀痛、下肢瘫痪	
	腰眼	第三腰椎旁开 3 寸	腰痛	奇穴
	华佗夹脊	背正中线（第一颈椎至第五腰椎）旁开 0.5 寸	脊椎强痛、内脏疾患、上下肢瘫痪	奇穴

（续表）

部位	穴名	位　置	主　治	备注
下肢部	伏兔	髌骨上缘上6寸，用力伸腿时肌肉隆起处	膝痛、下肢瘫痪	
	髀关	髂前上棘与髌骨外缘连线上，髌骨外缘上6寸	腰痛膝冷、下肢麻痹、疝气	
	膝眼	屈膝，膝盖下两侧陷中（内陷为内膝眼，外陷中为外膝眼）	膝痛、活动障碍、下肢麻痹	奇穴
	足三里	外膝眼直下3寸，胫骨前缘旁开约1寸	腹痛、泻痢、下肢瘫痪	合穴
	丰隆	外踝高点上8寸，距胫骨前缘约2寸	痰喘、咳嗽	络穴
	环跳	臀部股骨大转子与臀裂上端连线之外1/3处	腰腿痛、偏瘫	
	风市	大腿外侧中线，两手下垂时中指端尽处	偏瘫、膝痛	
	阳陵泉	屈膝，膝关节外侧向下腓骨小头前下方凹陷中	膝关节痛、胸胁痛	
	丘墟	外踝尖下方凹陷中	踝关节痛、胸胁痛	

（续表）

部　位	穴　名	位　　置	主　　治	备　注
下肢部	绝骨	外踝尖直上3寸，腓骨后缘	偏头痛、项僵、下肢瘫痪	髓会
	委中	腘窝横纹中央，两筋间	腰痛、膝痛、中暑	合穴
	承山	腓肠肌腹下凹陷中，用力伸足时人字纹处	腰腿酸、小腿痉挛	
	三阴交	内踝尖直上3寸，胫骨内后缘	失眠、遗尿	
	太冲	第一与第二趾缝间上2寸，趾关节后凹陷中	头痛、眩晕、高血压、疝气、惊风	输穴
	涌泉	足掌前1/3凹陷中	头痛、高血压、发热	

小儿推拿常用穴位图

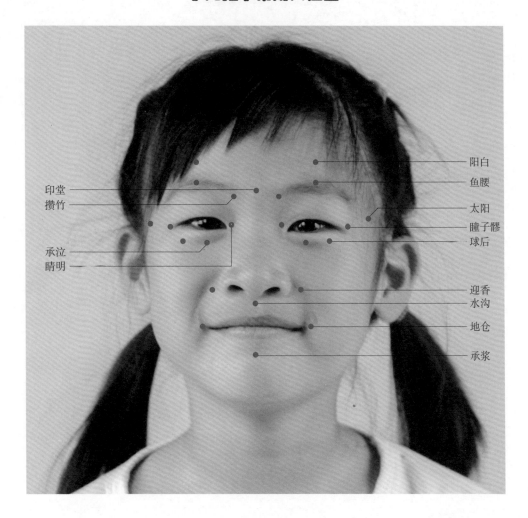

印堂
攒竹

承泣
睛明

阳白
鱼腰
太阳
瞳子髎
球后

迎香
水沟
地仓
承浆

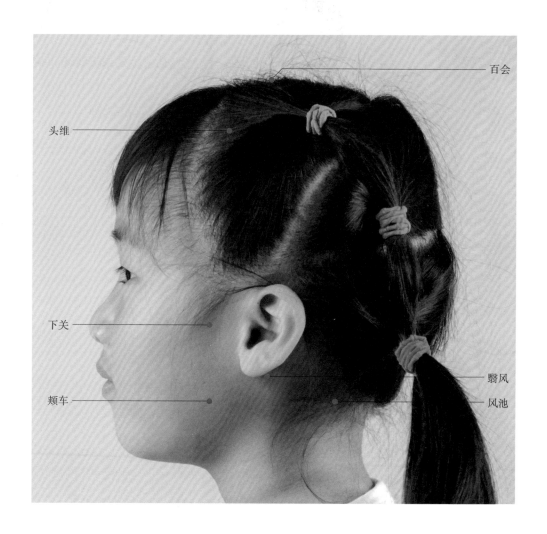

百会

头维

下关

颊车

翳风

风池

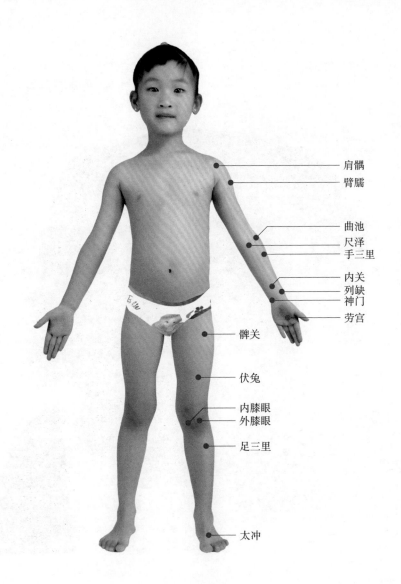

肩髃
臂臑
曲池
尺泽
手三里
内关
列缺
神门
劳宫
髀关
伏兔
内膝眼
外膝眼
足三里
太冲

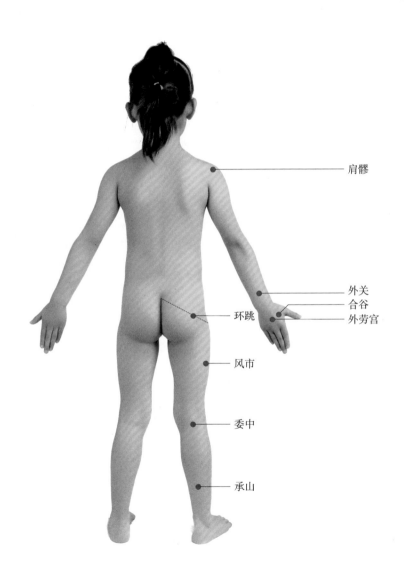

肩髎

外关
合谷
外劳宫

环跳

风市

委中

承山

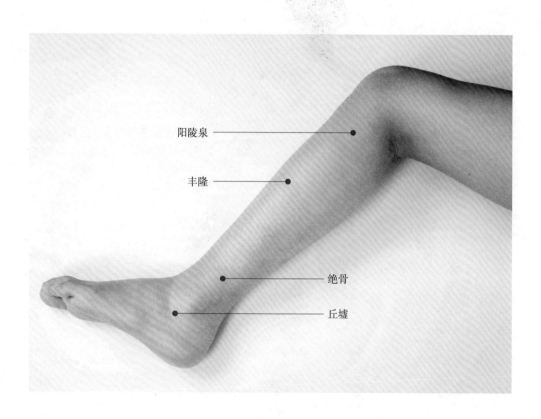

阳陵泉

丰隆

绝骨

丘墟

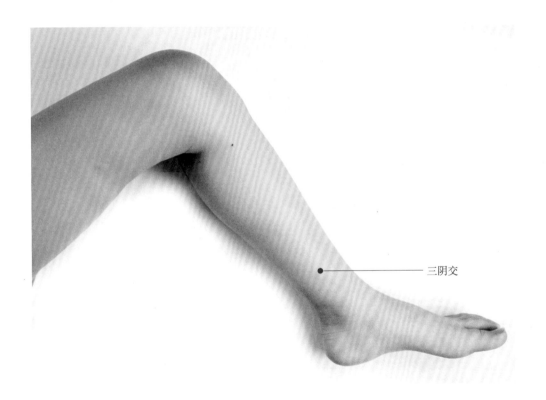

三阴交